AF474959

CONTRIBUTION A L'HISTOIRE DE LYON

LE

BUREAU DE LA SANTÉ

Une Menace de Peste en 1579

PAR

LE DOCTEUR J. ARTAUD

Président de la Société littéraire, historique et archéologique de Lyon

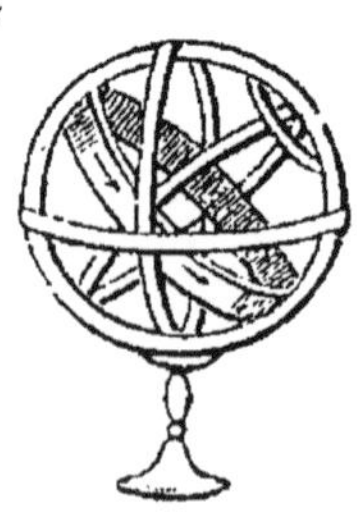

TRÉVOUX
TYPOGRAPHIE ET LITHOGRAPHIE J. JEANNIN

1906

CONTRIBUTION A L'HISTOIRE DE LYON

LE BUREAU DE LA SANTÉ

CONTRIBUTION A L'HISTOIRE DE LYON

LE BUREAU DE LA SANTÉ

Une Menace de Peste en 1579

PAR

Le Docteur J. ARTAUD

Président de la Société littéraire, historique et archéologique de Lyon

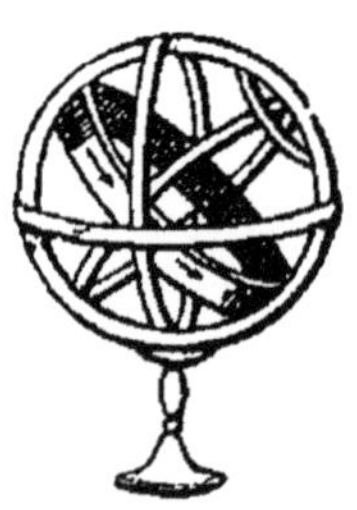

TRÉVOUX

Typographie et Lithographie J. Jeannin

1906

Pelletier, François Mellier, Anthoine Bugnal, Loïs Prost, Nicolas Dorlin et Jacques Miard.

Grâce aux mesures curatives et prophylactiques que « Messieurs les députés pour le faict de la santé » se hâtèrent de prendre, et aux ordonnances qu'ils rendirent et firent appliquer avec une inflexible sévérité, la « malladie de contagion » ne fut pas des plus meurtrières et s'éteignit assez promptement.

Au cours des deux années suivantes la santé publique ne laissa rien à désirer. Le souvenir de la dernière épidémie s'effaçait donc peu à peu dans les mémoires, lorsque vers les derniers jours de juin 1579, une rumeur d'abord vague et lointaine, puis bientôt consistante et proche, vint troubler la quiétude des habitants et manants de Lyon.

L'infection, se disait-on, venait d'éclater en divers « lieulx circonvoisins ». Elle augmentait « jour à aultre ez payz d'Auvergne, Vellay, Vivarez, Daulphiné, Savoye et en la ville de Genefve », ainsi que dans des bourgs et des villages moins distants, « assavoir Saint-Chamond, Chasteauneuf, Rive-de-Gier, Desimieulx et Saint-Martin-la-Plaine ». Il fallait s'attendre aux pires malheurs, si des mesures énergiques n'étaient prises de suite pour obvier à la menace et aux dangers de cette calamité.

Soucieux du bien public, justement ému des remontrances que lui fit à cet effet noble Bertrand Castel, voyer de la ville, inquiet de ces bruits qui, grossissant chaque jour, commençaient à semer l'inquiétude, le Consulat résolut de rétablir le Bureau de la Santé, dont les actes et les décisions, pendant l'épidémie précédente, passaient pour avoir ramené l'ordre sanitaire et enrayé le fléau.

Aussi, le jeudi 2 juillet 1579, « nobles et hono-« rables hommes, Messire Anthoine Grollier, che-« vallier, seigneur de Servières, conseiller du Roy et « trésorier général de France à Lyon ; André Mor-« nieu, esleu en l'eslection de Lyonnoys ; Claude « Valetton, seigneur de Graveins ; Guillaume Réville, « Pierre Scarron, Anthoine Delaporte, seigneur de « Saint-Bernard, et Jehan Pelletier, consulz eschevins « de la ville de Lyon », réunis en « l'hostel commung « de ladite ville,..... ont advisé de faire des députés et « intendants du faict de la santé, assavoir deux magis-« trats de la Justice et deux desdicts sieurs consulz « eschevins. Et à cet effet, ont dèz à présent nommé « et commis de leurdict Consulat, les sieurs Mornieu « et Valetton, et ordonné que Messieurs desdicts ma-« gistrats seront priez d'en députer deux d'entre eulx, « et les auctoriser, et donner à eulx quatre et aux « troys assemblez, tous pouvoir, auctorité et puis-« sance de juger et condamner en dernier ressort par « multes, amandes, confiscation et bannissement les « déliquans et contrevenans aux statuts et aux or-« donnances faictes et à faire sur le faict de la santé, « de laquelle lesdicts députés auront la superinten-« dance et tottale administration. Et avec lesquels « ledict sieur Voyer aura conférence pour les advertir « promptement de ce qui occurera tant dedans que « hors ladicte ville pour y estre par eulx pourveu, et « auront leur bureau en l'hostel commung de ladicte « ville, et au lieu où ladicte police se tient ».

En attendant la constitution définitive du bureau de la santé par la nomination de deux députés choisis par le siège présidial, le Consulat, pour parer aux premiers dangers, prit une série de mesures afin d'assurer la sécurité de la ville et d'empêcher l'entrée de personnes ou marchandises suspectes.

« Pour commencer à donner ordre à ladite conser-
« vation de la santé, dit la délibération, a esté ordonné
« que tout mendians, caymans, faictnéans qui sont
« parmy la ville, seront mis hors d'icelle.

« Que la porte Saint-Georges sera fermée en telle
« sorte que personne n'y puisse passer.

« Que deffenses seront faictes aux M^{es} cirurgiens,
« barbiers et compaignons de n'aller aux champs ny
« sortir de ladicte ville sans la permission desdicts sieurs
« députés, et affin que aulcung abbus ny soit commis,
« les maistres de la présente année dudict estat seront
« tenus bailler et remettre le roolle desdicts chirurgiens,
« barbiers et compaignons par devers lesdicts députés.

« Que les chaisnes du costé de Saint-Georges et
« d'Esnay seront tendues et fermées à cadenatz.

« Que deffenses seront faictes aux commis des
« portes de ladicte ville et aux notables qui y seront, de
« laisser entrer personne de quelque qualité ou condi-
« tion qu'il soit, marchandises ny aultre chose venant
« de lieu suspect, sur peine de s'en prendre auxdicts
« notables et commis.

« Que aulcune marchandise de soyes ou aultre
« venant desdits lieulx Saint-Chamond, Rive-de-
« Gier, et aultres lieulx suspects de contagion, ne
« pourront estre apportées dans ladicte ville ny faulx-
« bourgs d'icelle, ny moings reposer aux villaiges
« circonvoisins, grange ou maison quelconque des
« environs de ladicte ville, sur peine d'estre, lesdictes
« marchandises, bruslées, et les maisons où elles au-

« ront reposées pareillement bruslées, et en punition « corporelle et bannissement de ladicte ville contre « ceulx qui les auront faict apporter et conduire.

« Qu'il est enjoinct aux cappitaines, penons et quat- « terniers d'avoir l'œil chacun en son quartier sur « les maisons où il y aura des mallades, et en advertir « le voyer de ladicte ville à ce que aulcung mourant « subitement, ne puisse estre enterré sans au préa- « lable avoir esté visité aprèz le décès, en la présence « dudict voyer, par un des deux barbiers qui pour cet « effect seront commis, le tout tacitement et sans « scandale.

« Que ledict voyer se transportera à Brignais et « aultres lieulx des avenues et passaiges des endroits « des lieulx soubçonnés de contagion, pour illec en- « joindre aux habitans desdicts lieulx desdictes avenues, « faire bonne et soigneuse garde à ce que aulcune per- « sonne ny marchandises, ny aultre chose venant des- « dicts lieulx suspects ou des environs ne puisse pas- « ser ; et faire faire deffences de par Monseigneur le « Gouverneur, à tous les hostes et cabarrettiers, tant « desdicts faulxbourgs que villaiges, de ne loger ny re- « tirer telles gens, ny marchandises venans, comme « dict est, de lieu suspect, sur peine de punition cor- « porelle ; et d'advertir journellement, chacun en son « endroict, ledict sieur voyer, de ce qu'ilz aprendront et « descouvriront de ladicte malladie, pour cy-aprez en « faire son rapport auxdits sieurs députés.

« Que lesdicts sieurs députés pourront condamner « par amandes tous ceulx qui deffauldront d'aller « pour notables aux portes de ladicte ville, aux jours « qui leurs seront préfix par les tilets qui leurs seront

« mandés par les mandeurs ordinaires de ladite ville, « et icelles amandes faire payer sur le champ par « voye d'exécution et sans figure de procès ; et de « mesme contre les réfractaires et contrevenans aux « ordonnances et police de la santé qui seront faictes « au Consulat par lesdicts sieurs consulz eschevins « ausquels la cognoissance appartient ».

Le lundi 6 juillet le Bureau de la Santé est formé. « Messieurs le Sénéchal et gens tenans le siège prési- « dial dudict Lyon, priez d'eslire et députer deux d'en- « tre eulx cappables, et qui voulsissent prendre la « charge de tenir et exercer ledict bureau avec lesdicts « deux eschevins, annuans à laquelle requeste », ont député nobles hommes : « Messire Olivier de la « Porte, conseiller du Roy en sénéchaussée et siège « présidial, et président en ladicte eslection, et Claude « Detorvéon, aussi conseiller dudict Sire audict siège, « et lieutenant criminel en ladicte sénéchaussée ».

Le sieur Claude Valetton, seigneur de Graveins, désigné primitivement par le Consulat pour faire partie du bureau avec le sieur André Mornieu, s'étant désisté de cette fonction, il est remplacé par le sieur Jehan Pelletier, qui s'était fait remarquer pendant l'épidémie de 1577 par son assiduité et sa régularité aux séances du Bureau de la Santé qui fonctionna à cette époque.

Donc ce jour, sixième de juillet, sur les « huict heures du matin », les quatre députés tiennent leur première assemblée au lieu qui leur a été assigné, dans « la salle de la police de l'hostel commung ».

Pour s'assurer de la présence et des services des « barbiers, chirurgiens et compaignons dudict art demeurans en ladicte ville », ils renouvelent les défenses faites par le Consulat. Ils enjoignent à Me Pierre de Laclostre, Me chirurgien et lieutenant du premier barbier du Roy à Lyon, de leur remettre ce jour même l'état nominal des « maistres barbiers et chirurgiens ».

Charles Denyons, « prieur des compaignons barbiers », est également cité et averti de signifier à tous les membres de sa corporation résidant à Lyon, de se trouver le lendemain au bureau « sur les deux heures de rellevée pour se veoir faire les susdictes inhibitions et deffences ».

Il est ensuite arrêté que « tous les marchands tant « estrangers que aultres, demeurans en ladicte ville, « faisant la négociation et le trafficq de la soye au « lieu de Saint-Chamond, seroient convoqués au bu- « reau l'après-dîner, pour se veoir deffendre pour « quelque temps le commerce ».

Enfin, les députés décident que « désormais ils « tiendront le bureau au lieu que dessus deux fois la « sepmaine, assavoir tous les jours de mardy et de « jeudy depuis une heure jusqu'à trois heures de rel- « levée, sauf et sans préjudice touttefois, de le pou- « voir tenir plus souvent si les occasions ou les af- « faires le requèrent ».

Le même jour, à deux heures, la séance est reprise pour recevoir « les marchands faisant fabricquer et « manufacturer la soye en la ville de Saint-Cha- « mond et ses environs », qui ont été assignés par les mandeurs ordinaires de la ville. Redoutant des entraves à leurs affaires, les commerçants sont venus nombreux, curieux de connaître les raisons qui motivent de telles mesures. A leur tête sont les plus notables, les sieurs Sufficien, François Lecco, Pistolozzo, François Reccalde, Particolla, La Guyolla, François Martinet et Quibly.

Après les salutations d'usage, et le silence s'étant établi, le sieur Delaporte se lève et prend la parole, au nom de ses collègues du Bureau de la Santé, au milieu de l'attention générale.

Il remontre « le dommage que pourroit recepvoir « ladicte ville et tout le publicq si par ledict commerce « et la fréquentation qu'ils pourront avoir ès lieux « suspects de ladicte contagion, elle estoit apportée en « ladite ville ; les ont pour ce exhortés, de postposer « leur proffict particullier au bien public et prendre de « bonne part, si pour la conservation de la santé qui « est en ladicte ville, ledict commerce de St-Chamond « leur est pour quelque temps deffendu, et que cer- « tains lieulx qui seront advisez, distans de cette dicte « ville de troys lieues, leur soit préfix et assignés pour « faire désemballer, essorer, netoyer et mettre au vent « l'espace de quarante jours les marchandises qui « viendront ou seront apportées desdicts lieulx suspects. « Afin que estans ainsi purifiées et netoyées elles « puissent estre receues en ladicte ville sans scrupule « d'aulcung danger. »

Cette harangue fort habile fut écoutée avec le plus vif intérêt et parut produire un excellent effet. Le sieur Sufficien, désigné par ses confrères pour répondre au député affirma d'abord le commun accord de tous pour rendre hommage au zèle et au dévouement des commissaires de la Santé. Lui et ses confrères « louent « grandement, dit-il, la Providence, que ladicte ville de

« Lyon a pour instant tous les manans et habitans « d'icelle en la bonne et parfaite santé, en laquelle Dieu « par sa Grâce l'a jusques ici entretenue, et tant s'en « faut qu'ils puissent prendre en mauvaise part les « ordonnances que pour la conservation de ladicte santé « et empeschement de son altération seront faictes, au « contraire, ils désirent d'assister en tout ce qui leur « sera possible auxdicts sieurs députés, encore qu'en « leur particullier ils y fussent intéressés, sachant bien « que la santé publicque concerne aussi particulière- « ment eulx, leurs femmes, enfans et famille. Et « néantmoings ont prié et requis lesdicts sieurs députés « de ne vouloir mettre au ban les lieulx sains et nulle- « ment attaincts de contagion, ni les marchandises qui « y sont ou seront fabriquées, avec les lieulx qui sont « attaincts ou suspects de ladite contagion. »

Cette requête prudente et sage exposée, les marchands se retirent. Seuls les sieurs Pistolozzo et La Guyolla demeurent encore auprès des députés pour leur « remonstrer particullièrement qu'il seroit néces- « saire que chacun de ceux qui ont des soyes à Saint- « Chamond et aultres lieulx, en fassent une description « au vray pour la bailler et représenter audict bureau « afin qu'il fut cogneu par cy aprèz, d'où ils enten- « droient et feroient venir en cette dicte ville lesdictes « soyes, pour obvier à la supposition des lieulx sains « pour ceux qui sont suspects. »

Cette proposition fort raisonnable est prise en considération.

Cette importante question terminée à la satisfaction générale, Me Pierre de La Clostre introduit, annonce qu'il a convoqué pour le lendemain VIIe du présent mois « à une heure de rellevée, à l'hostel de ville » Maistres Jehan Robineau, Loys Gudoin, Pierre Nodet, Ennemond Grenier, Pierre Bénier, Nicolas Gucycal, Pierre Marchand, Hugues Reviron, Auger Gallet, Pierre Bugant et François Jacotet, tous « maistres barbiers et cirurgiens de ladicte ville, pour entendre ce « qui leur sera dict et ordonné par lesdicts sieurs députés, en ce qui concerne iceux cirurgiens pour le faict « de la santé. »

Après avoir dressé « quelques ordonnances qui leur « ont semblé nécessaires pour la conservation de ladicte « santé, et pour obvier que par contagion elle ne soit « offensée », les députés lèvent la deuxième séance de cette journée si bien remplie.

Le lendemain 7 juillet, les sieurs Delaporte, Detorvéon, Mornieu et Pelletier, se retrouvent. Le Maître barbier et chirurgien Charles Denyons, prieur des Compaignons-barbiers de Lyon, se présente « accompagné de la plupart desdicts compaignons, auxquels « à la requeste du Voyer de ladicte ville, ont esté faictes « inhibition et deffence d'aller aux champs et practiquer en quelque part que ce soit, si ce n'est par le « congé de leurs maistres et de l'exprèz consentement « et permission desdicts sieurs députés, sur peine « d'amende arbitraire et de punition corporelle si elle « y eschet. »

Cependant les affaires périclitant, les commerçants s'inquiètent du dommage et des pertes causées par ces interdictions. Estimant exagérés le zèle et la sévérité des députés, ils décident de porter leurs doléances aux consuls échevins avec l'espoir de les trouver plus accommodants pour l'entrée des soyes et marchandises.

Soumise à la délibération consulaire le 9 juillet, leur demande reçut une réponse brève et catégorique.

« Sur la requeste aussy des sieurs Baptiste Suffi-
« cien, Genetto, Lecco, Pistolozzo, Contony, Pellis-
« sary, Quibly, Beneye et aultres marchands faisans
« le train et manufactures de la soye en la ville de
« Saint-Chamond et des environs, tendant aux fins
« qu'il pleust auxdicts sieurs de leur permettre qu'ils
« peussent faire venir en cette dicte ville les soyes qu'ils
« on jà prestes et toutes manufacturées tant en ladicte
« ville de Saint-Chamond que aultres lieulx non sus-
« pects de contagion, en les faisant au préalable moil-
« ler dans l'eau chaude et en aprez sécher en lieu non
« suspect, pour oster et enlever tout ce doubte qu'il y
« pourroit avoir de contagion, a esté ordonné que
« l'ordonnance sur ce faicte par Messieurs les députés
« de la Santé, sera suivie et entretenue. »

Leur supplique repoussée par le Consulat, les marchands sollicitent une nouvelle audience du bureau de la Santé qui les reçoit le mardi 14 juillet. Ils remontrent alors et font entendre aux députés, que « Dieu par
« sa grâce a levé sa main de dessus la ville de Saint-Cha-
« mond en laquelle il n'y a pour le présent aulcung
« danger de contagion, ainsi qu'y ont esté certiffiés et
« deuement advertis. » Mais pour qu'il ne subsiste nul doute, ils expriment le désir qu'il soit envoyé à leurs despens « quelques notables personnages sur lesquels
« ils se peuvent refier pour se transporter sur le lieu
« et veoir à l'œil ce qui est de la verité du faict ; et que
« ceux qui y seront envoyés eussent pouvoir de faire
« assembler toutes les soyes qu'ils trouveront prestes
« en lieu non suspect pour les mettre à part, breuet-

« tées par étiquettes des noms de ceulx à qui elles « appartiennent, pour ès après estre toutes portées en « lieu qui sera choisy et désigné pour y faire la qua- « rantaine, et que s'il s'en trouve en lieu suspect, « qu'elles fussent fermées à cadenatz pour n'y estre « touché. »

Cette juste réclamation est immédiatement approuvée, et Messieurs le Secrétaire et le Voyer de la ville de Lyon sont désignés pour se rendre au plus tôt à Saint-Chamond et s'informer de la santé qui y règne. Ils devront également « faire mettre à part « toutes les soyes prestes qui se trouveront en lieulx « non suspects pour d'illec estre transportées au lieu « qui par cy aprèz sera choisy et désigné pour faire la « quarantaine, et pour s'informer aussi qui sont ceulx « qui depuis les ordonnances et deffenses faictes de « n'apporter des soyes dudict lieu de Saint-Chamond « en cette ville, y en auront faict venir pour aprez pro- « céder contre eulx, ainsi et comme l'on verra estre à « faire. »

Le cordonnier de l'Aulmosne générale vient ensuite demander à ce « qu'il plaise auxdicts sieurs de « permettre l'entrée à quelques cuirs venus de la « ville du Puy et descharger en une maison qui est « hors le faulxbourg de Saint-Irigny, d'autant que « comme il soutient et comme il a faict apparoir par « attestation des consulz de ladicte ville du Puy, icelle « ville est présentement par la grâce de Dieu nette et « bien protégée de contagion ». Décidés à se montrer intransigeants pour préserver leur cité des horreurs de la peste, les députés jugeant ces certificats insuffisants n'autorisent le transport de ces cuirs dans la ville qu'après qu'ils auront « esté désemballés, essorés et « mis à l'air en lieu escarté ».

Huit jours plus tard, le mardi 21, le Secrétaire et le Voyer de la ville sont de retour, leur mission terminée. Ils déposent un rapport écrit, qu'ils confirment verbalement, déclarant qu'il « leur est apparu que « pour le présent il n'y ait aulcun danger de la- « dicte contagion audict Saint-Chamond, parce qu'il n'y « a plus personne en l'hospital dudict lieu où ladicte « contagion auroit esté apportée par un mendiant, ny « en trois maisons illec joignant, lesquelles sont fer- « mées, et tous les inquilins suspects qui sont en « petit nombre, retirés aux champs dans des cabanes à « demy lieue ou environ dudict Saint-Chamond ». Il n'y a donc aucun motif de crainte, les maisons de « ceulx qui manufacturent de la soye estans saines ». L'état sanitaire est de même satisfaisant dans les villages circonvoisins comme La Valla, Saint-Pol-en-Jarais, Vaulx, Flurges et autres. Toutefois, à Rive-de-Gier, quelques maisons sont contaminées ainsi que l'Hôtel-Dieu. Quant aux habitants malades, ils ont été « retirés dans les vignes aux champs ». Desimieulx et quelques habitations de Saint-Martin-la-Plaine ont été contagionnés, mais actuellement la santé y est bonne, et tout foyer d'infection éteint.

A l'appui de leur dire, Messieurs le Secrétaire et Voyer produisent les attestations des officiers et consuls de ces diverses localités.

Invoquant l'avis favorable de ces rapports, les marchands réclament l'autorisation de faire venir les soies manufacturées à Saint-Chamond, puisqu'il n'y a plus lieu de craindre la maladie, « ainsi que lesdicts

« sieurs peuvent estre suffisamment certiorés tant par « la vive voix du secrétaire et du voyer de ladicte ville « qui y ont esté envoyés exprèz pour explorer l'état de « la santé dudict lieu, que par les attestations par « escript qu'ils ont apporté ». Ils ajoutent que « ce « sera une grande perte à plusieurs d'entre eux si « lesdictes soyes jà prestes n'ont libre accès en cette « ville ».

Malgré ces preuves, en dépit du dommage et préjudice résultant d'un retard dans l'expédition des soies, les députés n'osent, sous leur seule responsabilité, prendre une décision ferme dont les conséquences peuvent être si graves. Ils remettent « à se résouldre « pour l'importance du faict jusqu'au lendemain xxII[e] « jour du présent mois, pendant lequel délai ils en « communiqueront tant à Monseigneur le Gouverneur « et à Messieurs de la Justice, que aux Messieurs les « consulz eschevins de ladicte ville ».

Ils prendront aussi avis pour la réponse à donner au sieur de Rochebonne, sénechal du Velay, et aux consuls du Puy, qui demandent à ce que les personnes et les marchandises venant de cette ville, « laquelle est « bien purgée de toute contagion » aient libre accès et entrée à Lyon.

Le lendemain mercredi 22 juillet, le bureau réuni dans la matinée au palais royal de la ville, dans la « Chambre du Conseil de Messieurs les esleus en « l'eslection de Lyonnoys » rend l'arrêté suivant :

« Lesdits sieurs députés, délibérans sur les deux « requestes le jour d'hier à eulx faictes, l'une par les « marchands faisans le train et trafficq de la soye en « ladite ville de Saint-Chamond, et l'aultre par les

« manans et habitants de la ville du Puy en Vellay, « toutes deux tendant à ce que libre accès en cette « ville fut donné tant aux personnes qu'aux marchan- « dises venans desdicts lieulx. Ayans conféré du faict « convenu et dictes requestes avec Monseigneur le « Gouverneur, Messieurs de la Justice pour le Roy en « cette dicte ville, et Messieurs les Consulz eschevins « d'icelle, ont résolu et arresté que l'ordonnance na- « guères publiée en cette dite ville pour le faict de la « santé, tiendra ; et ce faisant, ordonne que les soyes « et aultres marchandises venans desdicts lieux du « Puy et Saint-Chamond, feront la quarantaine en tel « lieu que les marchands à qui elles appartiennent « voudront eslire et choisyr pour y estre désembal- « lées, essorées et mises à l'air durant ladicte quaran- « taine. Et afin qu'il n'y ait aulcung commerce, et que « sans scrupule elles soient aprèz ladicte quarantaine « admises en ladicte ville, seront visitées une ou deux « fois la sepmaine, ou plus souvent si besoing est, « par lesdicts sieurs députés, alternativement. Et « ladicte quarantaine faicte comme il est requis en tel « cas, seront admises en cette dite ville.

« Ordonnent néantmoings et enjoignent aux mar- « chands de la soye qu'ils ayent à faire sortir et trans- « porter dudict Saint-Chamond, devant trois jours « prochains, toutes les soyes manufacturées qu'ils « ont audict Saint-Chamond, en lieu qu'ils auront « choisy et esleu pour y faire la quarantaine, aultre « que l'hospital Saint-Laurens, duquel pour certaines « causes on ne les peut accommoder ».

Cette décision rendue, un incident local occupe la fin de la séance.

Un certain Michel Genevey, bridier, demeurant au plastre du Sainct-Esprit, avait installé au bas de sa maison « une chaulchière pour corroyer les cuirs ».

Effrayés de l'odeur nauséabonde qui s'en dégageait, les voisins « firent plainctif » au Consulat. Dans leur délibération du 16 juillet, les consuls échevins estimant que cette installation « apportera une telle « puanteur et infection à tout le quartier, que à grand « peine y pourra l'on y habiter, ordonne que deffense « sera faicte par le voyer de ladicte ville audict Gene- « vey, de faire ladicte chaulchière en sa maison, pour « ne corrompre et infecter l'air de ce quartier, et luy « sera enjoinct de transporter ladicte chaulchière prèz « du Rhosne ».

Le bridier fit bon marché de cet ordre et passa outre. Avertis de cette insubordination, les députés se transportèrent « ensemblement en la maison dudict « Genevey, où l'ayant trouvé, luy ont remonstré et « faict entendre ledict plainctif auquel il y avoit grande « apparence de donner foy, attendu le temps où nous « sommes et la quallité du faict, qui est telle qu'elle « ne peut engendrer que corruption et putréfaction, « luy ont par ce deffendu et interdit l'usage de ladicte « chaulchière. A quoy ledict Genevey a respondu que « quant à luy il a tousjours esté obéissant, comme il « sera toute la vie, aux commandements de ses su- « périeurs, mais quant au faict dont est question, que « soubz correction l'on luy faict tort et n'y procedde « par envie de luy imputer qu'il veuille infecter ce « quartier-là par la chaulchière qu'il a faicte en sa « maison, car au contraire la chaulx vive et alung « qu'il y met, corrigent toute pourriture et putréfac-

« tion et n'a aulcune mauvoise senteur ; joinct qu'il ne « corroye ses cuirs, qui sont cuirs de bœufs escor- « chés fraischement, sinon en temps d'hiver, et n'ont « aulcune occasion, ses voysins, de se plaindre de- « vant le temps, attendu que mesme auparavant il en « avoit une aultre dedans sa cour, de laquelle ils « n'ont faict aulcune plainte. Laquelle il a osté et « placé au lieu où elle est présentement, craignant « que les petits enfans des voysins qui entrent libre- « ment en ladite cour, ne tombassent dedans ».

Ces explications pourtant claires, logiques et empreintes de la meilleure bonne foi, n'eurent pas le don de convaincre les députés, qui « nonobstant lesquelles « remonstrances luy ont deffendu de s'ayder ni user « de ladicte chaulchière jusques aultrement avec plus « meure délibération y ait esté pourveu ».

Le lendemain jeudi 24 juillet, les commissaires de la Santé répondent aux lettres du sieur de Rochebonne et des consuls du Puy que « l'on ne peult pour « encore admettre les personnes et marchandises « venans de ladite ville sans scrupule et soubçon de « quelque danger ».

Ils renvoient au premier bureau leur décision sur les peines et amendes à infliger à Guillaume Delachanal, marchand de Lyon, qui, « nonobstant les deffenses « faictes d'aller négotier en la ville du Puy, comme « suspecte de contagion, y est allé et séjourné l'espace « de sept jours, faict emplecte de diverses marchan- « dises jusques à la quantité de vingt balles, et dont « il en a faict venir quinze jusques aux portes de cette « ville », de même aussi à Amiet Chandon, Pierre Maltrect, Gabriel Rauquet et Amable Dolicque, marchands du Puy, qui sont venus à Lyon, malgré la défense, « soubz prétexte et à l'adveu d'une certiffication « des consulz de ladicte ville du Puy, comme il n'y « avoit aulcung danger de ladicte contagion en icelle « ville, et aultres passeports, lesquels passeports ils « disent avoir laissé au commis de la porte Saint-Just, « entrans en icelle ».

Puis ils mettent au ban comme « infects de conta« gion » la ville de Seyssel et les environs, en Savoye, et quelques autres lieux en Dauphiné.

Ici se place un incident qui est de tout temps, et montre que l'intérêt et la cupidité, au XVIe comme au XXe siècle, sans excepter les périodes intermédiaires, se masquent sous des droits et prérogatives de fonctions pour tirer profit des œuvres d'assistance et des institutions charitables.

Le procès-verbal de cet épisode est d'une saveur telle, dans l'exposé si clair et la narration nette et précise du fait, qu'il doit être rapporté sans aucune omission.

« Est comparu au bureau M. Delafont, l'ung des « commis de Me Jehan Croppet, greffier de la séné« chaussée de Lyon, lequel a dict qu'estant ledict sieur « Croppet, puis naguères adverty que l'on avoit érigé « ung bureau de la santé composé de deux magistrats « et de deux consulz eschevins de ladicte ville, il avoit « esté commis par ledict sieur Croppet pour escripre « et recepvoir les actes et ordonnances qui seroient « faictes audict bureau, comme estant de la charge de « son greffe, requeroit par ce d'y estre receu et que « deffenses fussent faites à Me Benoist Dutroncy, secre« taire et greffier de ladicte ville et communauté, de « plus s'y immiscer.

« A quoy ledict Dutroncy en personne a respondu « que par adviz et délibération du Consulat de ladicte « ville, dont il est greffier, ledict bureau a esté estably « et est tenu et exercé en l'hostel commung d'icelle, « auquel ledict Croppet n'a aulcune auctorité ni cognois- « sance, n'estant ledict bureau, qui est une commission « extraordinaire et non royalle, des dépendances du « greffe de ladicte sénéchaussée, et empescher par ce, « pour la conservation de l'auctorité du Consulat de « ladicte ville, que ledict Croppet, ni aultre commis par « luy soit receu à la réception et à l'expédition desdicts « actes et ordonnances. Et néantmoings pour mons- « trer et faire apparoir à un chacung que l'empesche- « ment qu'il donne audict Croppet n'est pour espoir « d'aulcung gaing et proffict particullier qu'il y puisse « prétendre, accorde la demande dudict Croppet, pour- « veu qu'il vienne en personne et non par commis exer- « cer la charge gratuitement et sans émoluments quel- « conques ny espoir de taxe, comme ledict Dutroncy « a faict jusques icy et s'offre de continuer, protestant « ledict Dutroncy, de ne céder audict Croppet, sinon à « la susdicte charge que luy-mesme exercera en per- « sonne et *sans* prendre aulcung émolument des « expéditions et ordonnances qui se feront audict bureau « ny prétendre aulcune taxe sur ladicte ville et commu- « nauté, comme dict est Messieurs les Consulz esche- « vins de ladicte ville, touttefoys auxquels se faict touche « premièrement et consentant. »

Cependant les marchands continuent à s'inquiéter des entraves que l'empêchement de la libre circulation des soies et marchandises manufacturées à Saint-Chamond et aux environs apportent aux affaires. Ils ne savent quel lieu choisir pour les mettre en quarantaine, aussi adressent-ils vraisemblablement une nouvelle supplique au bureau de la Santé, à laquelle paraît répondre une délibération prise le « jeudy pénultième jour de juillet. »

Les députés déclarent que « ne se pouvans encore « aussi asseurer de la santé du bourg de Saint-Cha- « mond, encore que les sieurs Mathieu Gabriel, l'ung « des consulz dudict lieu et Barthélemy Ubaldin en « ayant apporté certiffication par lettres audict lieu « escriptes à Monseigneur de Mandelot, vu que par le « procès-verbal des Secretaire et Voyer de ladicte ville « qui y ont esté, cy est envoyé exprez, il leur appa- « raisse que pour le présent il n'y a aulcung danger, « ont néantmoings ordonné que pour plus grande « asseurance toutes les soyes torses qui se peuvent « laver seront apportées au lieu de Givort pour y estre « lavées et aprèz seschées par gens à ce commis et « députés, avant qu'elles puissent être admises et « receues en cette ville, et quant aux habitans dudict « Saint-Chamond, ils n'auront pour encore aulcune « entrée en icelle avant qu'ils n'ayent aussi faict une « quarantaine hors ledict St-Chamond, ou qu'ils ap- « portent certiffication vallable des officiers dudict lieu, « comme en leurs maisons ou rue où ils habitent, il « n'y a eu aulcung danger. »

Les députés examinent encore la question des pro- duits venant de quelques autres endroits. « Après que « l'on a esté deuement certiffié que en la ville de « Marioges et aultres circonvoisines, où se fabriquent « des draps et serviettes, il n'y a eu aulcune malladie « contagieuse, et combien que les habitans de la

« ville du Puy certiffient qu'elle a esté bien purgée de « ladicte contagion, a esté ordonné que toutes les mar- « chandises qui sont faictes et fabriquées hors ladicte « ville du Puy, soit audict Marioges et aultres lieulx « non suspects, auront libre entrée et accès en cette « ville. Et quant à celles qui sont faictes et manufac- « turées en ladicte ville du Puy, ou qui y auront « séjourné, ny moings les habitans de ladicte ville du « Puy ne seront receus ny admis en cette dicte ville « que premièrement ils n'ayent faict une quarantaine « en lieu sain, hors ladicte ville du Puy. »

Le même jour le Consulat, « ayant entendu l'ordon- « nance qui a esté faicte au bureau de la Santé », l'a approuvée, et « eu pour agréable icelle ordonnance, « voulu et ordonné qu'elle sortira son effect sans qu'il « y peusse estre contrevenu. »

Pendant ce temps, les rapports arrivant des villes, villages et localités contagionnées ou considérées comme tels, établissent que tout danger est écarté. Peu à peu le commerce reprend, les ordonnances s'oublient et le bureau de la santé cesse ses réunions.

Jusqu'au 29 août il chôme : ce jour-là, seulement, il tient une nouvelle et dernière séance, après une suspension de près d'un mois, motivée par une réclamation des habitants du Puy, qui demandent que l'interdiction de passage et d'accès qui frappe les marchandises provenant de leur ville, soit levée. Pour plaider leur cause, ils ont délégué à Lyon le sieur Claude Bordet-Hérail, bourgeoys, consul de la ville du Puy, qui aurait dit aux députés de la santé « estre venu « exprèz en cette ville de Lyon, de la part du Con- « sulat de ladicte ville du Puy, pour faire entendre

« verballement la santé qui y est, laquelle il auroit « asseuré estre telle, que depuis les Rogations der- « nières, par la grâce de Dieu, n'a eu aulcung mallade « de la malladie contagieuse de peste en toute ladicte « ville, et que pendant que la malladie y a esté, ne « s'est fabriquée aulcune marchandise, et pour celle « qui s'y treuve de présent, a esté faicte et fabriquée « depuis la cessation de ladicte malladie, et avoir « donné tel ordre au netoyage des maisons infectes, « ayant faict brusler les meubles, marchandises et « aultres choses qu'ils y ont trouvées, que de présent « n'y a aulcun danger, et ce, auroit asseuré sur sa vie « et honneur. »

Après cet exposé, prenant en bonne part la démarche personnelle des échevins du Puy, les députés, « ayans aussi esgard aux lettres cy envoyées de la part « de Monsieur l'Evesque du Puy, de Monsieur de « Rochebonne, séneschal dudict lieu, de Messieurs les « consulz d'icelle ville, ont, sans le tirer à consé- « quence, ordonné que toutes les marchandises estans « de présent aux faulxbourgs Saint-Just, appartenans « aux marchands dudict lieu du Puy, entreront dans « cette ville de Lyon pour y estre vendues et débitées, « à la charge de bailler par les marchands à qui elles « appartiennent le nombre, quantité et quallité des- « dictes marchandises, par devant le Secrétaire Greffier « du bureau. »

Cet ordre, le dernier donné, fut exécuté, et le sieur Dutroncy, greffier de cette commission extraordinaire, enregistra la « description du nombre desdictes mar- « chandises et noms de ceulx à qui elles appar- « tiennent. » Il restait en souffrance au faulxbourg St-

Just « cent trente-trois balles de mercerie melée, dix de « peaulx » dont cinq blanches, et quatre de parchemin. Tout ceci appartenait à Guillaume Delachanal, marchand de Lyon, et à Jehan Bourguignon, Amiet Claude, Martin Gervais, Guillaume Brun, Martin Alin, Pierre Colin, Jehan Chappuys et Jacques Magre, tous marchands du Puy.

***

Ici prennent fin les délibérations du Bureau de la Santé pour l'année 1579.

L'épidémie s'en tenant à la menace, les députés n'eurent à prendre aucune décision grave pour lutter directement contre elle. Ils n'eurent pas à chercher les ressources voulues pour indemniser le personnel médical, hospitalier, administratif, nécessaire en temps de peste, secourir par « aulmosnes les paouvres mallades », ni faire les achats d'aliments, médicaments, ustensiles et autres fournitures indispensables, destinés à l'hôpital Saint-Laurens qui recueillait les pestiférés, aux cabanes où sur leurs ordres étaient enfermés les suspects, aux quarantains « ressérés » et gardés sévèrement dans « leurs maisons d'habitation ».

Leur rôle fut de prendre quelques mesures de police utiles, sages et prévoyantes, contre les marchandises et les personnes, pour arrêter aux portes les causes de contagion. Peut-être ces scrupuleux citoyens montrèrent-ils trop de rigueur et de sévérité, trop de scepticisme à l'égard des attestations écrites et verbales, affirmant l'innocuité absolue des lieux qu'ils soupçonnaient contagionnés. Mais faut-il les blâmer d'avoir été si rigoureux et si sévères, quand on constate les ravages des épidémies précédentes, et les hécatombes, les ruines amoncelées par les invasions ultérieures de la peste ?

De ces délibérations se dégage une impression d'honnêteté, de probité, de conscience. Les magistrats, les bourgeois commis à cette lourde tâche ne reculent devant aucun sacrifice, aucune considération ne les arrête pour assurer la sécurité de leur ville. Sans crainte de blesser des susceptibilités, de s'attirer des inimitiés, de léser des intérêts particuliers, leur seul souci est de sauvegarder la santé publique, d'éviter à leur cité l'infortune et le deuil.

Au cours de ces quelques semaines où la contagion menaçante semblait prête à l'invasion, les députés prévoient tout ; ils doutent des assurances les plus formelles, descendent dans le détail des mesures à prendre, et payent de leur personne pour faire respecter leurs ordonnances et surveiller l'exécution de leurs arrêts.

Cette charge astreignante et délicate, cette fonction lourde de responsabilité, ils ne l'acceptent ni par intérêt ni pour les honneurs, mais par esprit de dévouement et par amour du bien public. Ils n'avaient d'autre ambition, en remplissant ce devoir strictement et au préjudice de leur carrière et de leurs affaires, que de continuer dignement et d'affirmer solidement, les traditions de désintéressement, de charité et d'abnégation, qui furent toujours l'honneur et la prospérité des œuvres sociales de notre ville.

Dr J. ARTAUD.

www.ingramcontent.com/pod-product-compliance
Ingram Content Group UK Ltd.
Pitfield, Milton Keynes, MK11 3LW, UK
UKHW021031200726
13857UKWH00004B/1698